APERÇUS CLINIQUES

SUR LE

TUBERCULEUX PULMONAIRE

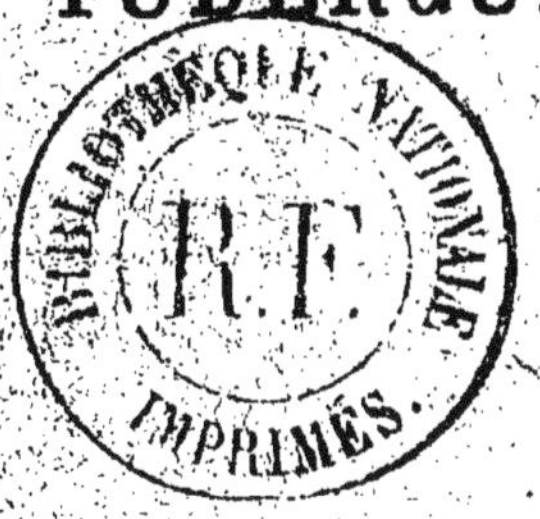

COMMUNICATION

FAITE A LA SOCIÉTÉ DE MÉDECINE DE PARIS

Par le Dr LEUDET

Ancien Président de la Société de Médecine de Paris
et de la Société d'hydrologie médicale
Médecin aux Eaux-Bonnes.

PARIS

BUREAUX DU *PROGRÈS MÉDICAL*

14, RUE DES CARMES, 14

1901

APERÇUS CLINIQUES

SUR LE

TUBERCULEUX PULMONAIRE

COMMUNICATION

FAITE A LA SOCIÉTÉ DE MÉDECINE DE PARIS

Par le Dr LEUDET

Ancien Président de la Société de Médecine de Paris
et de la Société d'hydrologie médicale.
Médecin aux Eaux-Bonnes.

PARIS

BUREAUX DU *PROGRÈS MÉDICAL*

14, RUE DES CARMES, 14

—

1901

APERÇUS CLINIQUES

SUR LE

TUBERCULEUX PULMONAIRE

Rapport et Discussion sur la Phtisie pulmonaire
(Société de Médecine de Paris, in *Progrès Médical*).

RAPPORT

« Un sanatorium peut-il, en dehors de ses chambres d'isolement à un seul lit, accepter des tuberculoses ouvertes avec crachats bacillaires ? » Telle est la question à laquelle notre honorable confrère M. Plicque nous prie de répondre, et que je viens examiner devant vous, au nom d'une Commission, composée de MM. Ladreit de Lacharrière, Beaulavon et Leudet, *rapporteur*.

Notre réponse serait facile et sans ambiguïté, si nous n'avions à consulter que le fait expérimental. D'après les recherches les plus récentes du laboratoire, le phtisique n'est pas seulement bacillifère par ses *crachats desséchés* qui, mêlés aux poussières, peuvent pénétrer dans nos bronches ; il l'est aussi par *l'air qu'il expire*. Quand il tousse, quand il éternue, quand il parle, il émet des gouttelettes microscopiques de salive, chargées de bactéries. Voilà le fait nouveau, qui multiplie les moyens de propagation et de transmission du bacille de Koch, et qui complique singulièrement le problème de la contagio-sité et de la prophylaxie de la tuberculose.

Avec les données actuelles de la médecine expérimentale, je ne vois qu'un moyen d'échapper sûrement à tous les risques de la contagion ; c'est d'isoler le malade, de l'isoler toujours, non seulement pour sa préservation personnelle, mais aussi pour celle de son entourage. Puisque le tuberculeux, qu'il crache ou qu'il ne crache pas, que sa lésion soit ouverte ou fermée, expulse de son poumon un air chargé de bacilles, le

crachoir obligatoire ne suffit plus, n'est plus une garantie ;
l'*isolement* s'impose.

Pour nous, médecins, la question est loin d'être aussi simple ;
elle ne se pose pas, pour nous, dans les mêmes termes que pour
le physiologiste. Là, où l'expérimentateur a le droit d'être
absolu et de généraliser, le clinicien a le devoir de spécialiser
et de catégoriser. Sans doute, les expériences de Cornet, sur
les poussières des chambres des phtisiques, sont probantes et
ont été vérifiées par les faits. Les expériences de Flugge ne
paraissent pas moins concluantes, lorsqu'elles montrent que
des particules liquides, infiniment petites, invisibles, émises
dans la toux, l'éternuement et la parole du poitrinaire, vont
ensemencer des milieux de culture fertilisables, placés à telle
ou telle distance de la bouche du malade. Mais ces conditions
de passivité, de réceptivité, de fécondité d'un milieu ensemencé,
que crée le physiologiste, et qui lui permettent d'être affir-
matif, d'être absolu dans ses conclusions, existent-elles chez
nos tuberculeux ? les retrouvons-nous chez les gens bien portants ? Tuberculeux et gens bien portants sont-ils passifs,
inertes, *égaux* devant la contagion ? N'ont-ils pas des défenses
naturelles ou artificielles, qui s'opposent plus ou moins à la
pénétration, à l'implantation et à la propagation du microbe ?
Ne trouvent-ils pas aide et protection dans les moyens d'asepsie
dont nous disposons ?

Pour les empêcher de faiblir ou pour les relever, pour prévenir une connivence fatale ou pour créer un remontement
efficace, ne sommes-nous pas là pour leur donner air, lumière,
alimentation, repos physique et moral, secours de toute sorte,
tirés de la thérapeutique hydro-minérale et pharmaco-dynamique ?

Oui, des germes tuberculeux sont partout où respire un
phtisique, et menacent sans cesse de nous envahir. Mais si la
semence tombe sur nous tous, germe-t-elle, fructifie-t-elle sur
chacun de nous? Si nous sommes tous ensemencés, devenons-
nous tous tuberculeux ? N'y a-t-il pas, vis-à-vis de la maladie,
des terrains plus ou moins favorables ? n'y en a-t-il pas de
réfractaires ? Et notre rôle n'est-il pas de discerner le bon terrain d'avec le mauvais? de préserver le premier et de renforcer
le second? de forger de toutes pièces, au besoin, un organisme nouveau, qui n'obéira plus à l'infection, qui saura lui
résister ?

En attendant le *remède* de la tuberculose, qui reste à trou-
ver, l'étude du terrain et des défenses du tuberculeux est la
voie la plus sûre pour arriver à des indications rationnelles et
à des médications effectives. Les moyens de préservation,

d'amélioration et de renforcement du phtisique, ses transformations nutritives, organiques, nous les demandons à l'hygiène et à la thérapeutique. Où le pauvre les trouverait-il, sinon au sanatorium? Une fois entré là, le pauvre devient, médicalement parlant, l'égal du riche. Comme le riche, il est armé pour la lutte, et comme lui il peut guérir; pas plus que lui, il n'est un danger pour le voisin.

Et c'est au moment où nous allons fournir à ce pauvre l'air, l'alimentation, le repos qui lui manquent ; où nous allons l'arracher au vice qui le dégrade, qui peut-être a causé son mal, qui l'entretient à coup sûr et qui l'aggrave — j'ai nommé l'alcoolisme — c'est à ce moment, dis-je, que, parce que ce pauvre est un tuberculeux qui crache, nous l'empêcherions, par crainte d'une contagion *évitable*, d'être, soumis à une hygiène *effective*! et que nous, médecins, nous irions sacrifier, à des *doutes* de contamination, des *certitudes* d'amélioration ou même de guérison! Ce serait anti-humain et anti-médical.

Pour moi — et je n'engage ici que ma propre responsabilité — le phtisique pauvre, que sa tuberculose soit ouverte ou fermée, peut et doit être admis au sanatorium, parce que là seulement il cesse d'être un danger pour les autres, parce que là seulement il peut et doit guérir. Je ne fais d'exception — ai-je besoin de le dire? — que pour le phtisique avancé, dont l'organisme ruiné n'offre plus aucune prise soit à l'hygiène, soit à la thérapeutique.

Ici, puisque je parle d'amélioration et de guérison des phtisiques, se placerait la question de savoir quelles conditions doit réunir le tuberculeux pour être susceptible de vivre et de guérir. Cette question est celle que se pose chaque jour chacun de nous; c'est elle que vise en réalité notre honorable confrère, M. Plicque. Elle est trop délicate et trop vaste pour être abordée dans ce rapport. Si la Société désire la traiter, elle a tous les éléments nécessaires pour entreprendre et mener à bien une semblable tâche. Je dirai seulement qu'il ne faut pas proclamer trop haut la fréquence de la guérison dans les tuberculoses fermées, et sa rareté dans les tuberculoses ouvertes. En faisant appel à chacun de vous, je serais bien sûr d'évoquer le souvenir de plus d'un malade *cavitaire*, considéré comme incurable, et ayant vécu vingt ou trente ans avec ses cavernules oblitérées ou avec sa caverne immobilisée et rétractée, tandis que de simples *indurés* d'un seul sommet, toussant à peine et ne crachant jamais, s'infectaient, s'intoxiquaient rapidement, et disparaissaient au bout de quelques mois.

Un seul signe, quelque important qu'il soit, ne saurait en effet, dans la tuberculose pulmonaire, faire porter un pronostic rationnel et sûr. Et pour le dire en passant, l'expression de *tuberculose fermée* et de *tuberculose ouverte*, tout imagée qu'elle est, me paraît plus dogmatique que clinique. Je dirais volontiers qu'elle est spécieuse et décevante, qu'elle ne tient pas ce qu'elle semble promettre. Telle tuberculose, fermée aujourd'hui, ne peut-elle pas être ouverte demain ? Si nous choisissons nos malades dans le cadre exclusif des tuberculoses fermées, sommes-nous sûrs de ne pas compter parmi eux de simples *suspects*, de simples *menacés* ? Et lorsque nous dresserons nos tables de statistique, n'aurons-nous pas à craindre de porter de *faux tuberculeux* à l'actif des améliorations ou des guérisons ? Qui de nous enfin voudrait, en bornant son choix à ces poitrinaires qui ne crachent pas, laisser sur le pavé de Paris les tuberculeux *vrais*, *avérés*, non moins dignes de soins, quelquefois aussi curables, et toujours les plus dangereux ?

Je le répète : quand il s'agit d'un malade aussi variable, aussi changeant que le tuberculeux, un seul signe ne saurait suffire pour le caractériser, pour le cataloguer. Nous ne pouvons connaître un phtisique, et nous ne pouvons dire ce qu'il deviendra que si nous l'avons suivi dans sa vie physiologique et dans sa vie pathologique ; si nous avons contrôlé ses défenses et jaugé ses forces ; si nous avons surpris chez lui des antagonismes salutaires ou des connivences funestes ; si nous avons vu à l'œuvre ses moyens de résistance ou son irrémédiable faiblesse....

Messieurs,

Les quelques considérations que j'ai l'honneur de vous présenter, contiennent implicitement mes conclusions. Je formule celles-ci de la façon suivante :

Le tuberculeux qui crache, aussi bien que celui qui ne crache pas, peut et doit être admis dans les sanatoriums. Pouvant guérir tous les deux, ils ont droit au même traitement.

Avec l'hygiène et la discipline, si judicieusement instituées dans les sanatoriums, le risque de la contagion devient un facteur secondaire, oserai-je dire une quantité négligeable. Interné, le phtisique pauvre n'est plus dangereux pour les autres ; laissé dans sa mansarde, il est un foyer redoutable de contagion et d'infection.

DISCUSSION

Messieurs,

Au début de cette discussion sur la tuberculose, je me suis renfermé dans mon rôle de Rapporteur. J'avais simplement à répondre à une question : et sans méconnaître que l'interrogation qui nous était faite, quelque précise qu'elle fût, touchait au problème entier de la phtisiothérapie, j'ai tenu à ne pas sortir du terrain limité où vous m'aviez appelé.

Aujourd'hui, je vous demande la permission d'étendre le débat, ou plutôt de le résumer dans quelques propositions générales, aussi concises que possible, touchant le rôle respectif de l'organisme et du bacille de Koch dans la genèse, l'évolution et le traitement de la phtisie pulmonaire, genèse, évolution et traitement envisagés non plus au point de vue de la maladie, mais au point de vue du malade.

Le phtisique obéit à deux ordres de causes, dont le conflit met en évidence les forces de l'attaque et celles de la défense. De ces deux causes, l'une est étrangère au malade, et lui vient du dehors : c'est le microbe avec sa semence spécifique ; l'autre est autogène, individuelle : c'est l'organisme avec ses aptitudes variées, tant physiologiques que pathologiques. La première pousse à l'*unité*, la seconde à la *diversité* des troubles trophiques et des crases humorales.

Laquelle de ces deux causes va nous renseigner le mieux sur les chances et les péripéties de la lutte ? sur l'opportunité de telle ou telle mesure hygiénique, sur la mise en jeu de telle ou telle médication ?

Ce que je disais ici même, il y a quelques années, est encore vrai à l'heure actuelle. La cause séminale de la tuberculose ne projette qu'une faible lumière sur le problème clinique de la phtisie pulmonaire.

La biologie du bacille de Koch, telle que nous la connaissons, ne nous rend compte ni de la marche, ni des arrêts, ni des terminaisons de la maladie. Y a-t-il, à tel ou tel moment, dans les sécrétions du microbe, des degrés différents de virulence ? Est-ce la quantité ou la qualité des toxines sécrétées qui fait l'acuité ou la chronicité de la consomption ? Nous n'en savons rien. Ce que nous savons, c'est que tel malade succombe rapidement avec des phénomènes ininterrompus d'acuité consomptive, et que tel autre, après des poussées et des rémissions successives, s'améliore progressivement et finit par guérir. Ce que nous savons, c'est que la santé se maintient avec les désordres locaux les plus graves, avec une caverne constituée, et que la cachexie s'accentue et progresse avec une lésion à peine perceptible.

A ce propos, je ne puis m'empêcher de faire un rapprochement que me suggère une leçon clinique de M. Chauffard, parue l'an dernier dans la *Presse Médicale*. Notre éminent confrère, à l'occasion d'un cas de pneumonie, remarque que le pneumocoque est un micro-organisme fibrinogène et pyrétogène, à action violente, mais rapide et éphémère ; qu'il cesse de végéter, qu'il cesse de se reproduire au bout d'un temps limité et relativement court, toujours le même pourrait-on dire. Le médecin de l'hôpital Cochin ajoute que ces faits d'observation bactérienne expliquent le fait clinique, et font comprendre pourquoi la pneumonie présente une lésion si fibrineuse, pourquoi elle est une maladie si fébrile, à évolution brève et cyclique. Pareille régularité n'existe pas dans la phtisie pulmonaire ; pareille concordance fonctionnelle ne se rencontre pas entre la vie du bacille de Koch et l'évolution de la tuberculose.

Les fièvres des tuberculeux, les processus phlegmasiques et purulents de son poumon, sont-ils fonction du bacille *seul* ? Ne sont-ils pas plutôt œuvre d'*association* microbienne : pneumocoques, streptocoques, tétragènes, etc ? Alors que la bactérie, confinée dans un tubercule fibreux ou crétacé, garde sa virulence, le malade ne vit-il pas pendant 20 et 30 ans, sans souci de l'ennemi toujours présent?

A l'encontre des autres virus qui, dès qu'ils ont pénétré dans un organisme, l'envahissent tout entier et se l'assimilent en quelque sorte, semblent l'annihiler, et lui ôtent, pour un temps, autonomie, individualité, vie propre, le virus tuberculeux est dominé, primé par cet organisme et, au lieu de lui imposer ses lois, il subit les siennes.

Si donc le bacille est le premier artisan du tubercule, celui-ci n'agit et n'évolue qu'avec la permission, avec le consentement de l'organisme ; si la semence tuberculeuse tombe sur tous les terrains, elle ne fertilise que ceux qui sont préparés à la recevoir, et à la laisser fructifier. Et puisque le phtisique — comme nous le dit chaque jour l'observation clinique — est un malade éminemment personnel, individuel, dont l'idiosyncrasie s'affirme à toutes les étapes, à toutes les périodes du processus pathologique, c'est à lui, à son tempérament et à sa constitution ; au tempérament, à la constitution, au terrain de sa race que nous irons demander les raisons, et de la diversité d'évolution de la maladie, et de la multiplicité des indications thérapeutiques.

La seule question, la seule vraiment importante que nous, médecins, nous ayons à résoudre en présence d'un phtisique, est celle du pronostic et du traitement. Un mot pourtant sur le diagnostic.

Puisque notre but est de guérir, il faut nous hâter de reconnaître le mal. Quand il s'agit de dépister une maladie comme la tuberculose, on n'arrive jamais trop tôt. Les simples *menacés* deviennent vite des *suspects*, et les *douteux* plus vite encore deviennent des *confirmés*. Aussi n'est-ce pas le diagnostic *précoce* que je demande ; dans une foule de cas, le diagnostic *probable* me suffit.

Vais-je attendre qu'une localisation fixe et persistante, si minime soit-elle, se manifeste à mon oreille, pour dire mes soupçons et agir en conséquence ? Ne suis-je pas dans mon rôle de conseiller sanitaire, de vrai directeur de santé, en disant à qui de droit : « Voilà une jeune fille qui prend rhume sur rhume, qui maigrit et démaigrit ; à chacun de ses rhumes, elle présente des inégalités respiratoires du sommet, inégalités de rythme et de durée, de timbre et de force, qui pour être transitoires et fugaces n'en reparaissent pas moins à chaque nouvelle poussée. Prenons garde »?

Oui, prenons garde. Défions-nous de ces appels congestifs réitérés vers les sommets du poumon. Défions-nous du *rhume négligé*, de ces *mauvais rhumes*, accusés par tant de malades, et qui presque toujours sont les ébauches bacillaires d'une tuberculose prochaine.

En dénonçant le péril, je n'ignore pas que je vais au-devant du *fait accompli*, et que je signale un mal, qui peut-être ne viendra pas. Mais ce que je cherche, ce que je veux, c'est précisément empêcher le mal de se faire. Je le prends donc quand *il se prépare*, afin d'être tout-puissant contre lui ; quand il est fait, quand il est *consommé*, la lutte est trop inégale, et le succès est trop douteux. Qu'importe, après cela, si je me suis trompé, et si mon diagnostic *probable* est infirmé par le temps! Le malade a bénéficié de mon erreur, et je n'ai rien à regretter.

J'arrive au pronostic et au traitement. Il ne s'agit plus de maladie *en préparation*; nous avons devant nous un tuberculeux *confirmé*. Que va-t-il devenir? Quelles chances de survie ou de guérison nous offre-t-il? Grave question, dont la réponse est tout entière dans la constitution physiologique et pathologique du malade.

Je n'essaierai pas d'énumérer et de juger tous les facteurs d'ordre physique, chimique et dynamique, qui rendent le phtisique *consentant* ou *réfractaire* à l'évolution de son mal. Je me contenterai de signaler certains états constitutionnels, qui donnent à la maladie un caractère de bénignité relative. Et ici, je vous demande, Messieurs, de vous placer comme moi sur le terrain exclusif de la clinique; je vous laisse d'ailleurs le soin de répondre aux questions que je ne fais que poser.

Est-il vrai que le goutteux devient difficilement tuberculeux? Que, s'il le devient, les atteintes du bacille sont chez lui moins graves et moins profondes? Et que la lésion bacillaire tend chez lui à la forme fibreuse, plutôt qu'à la forme caséeuse? Est-il vrai que le réveil d'une migraine ou d'une dermatose, que la réapparition d'un flux hémorrhoïdal, apaisent, tempèrent l'acuité du processus tuberculeux, et semblent enrayer sa marche pour un temps plus ou moins long? Est-il vrai que certaines cardiopathies — les affections mitrales en particulier — sont un obstacle à l'évolution, à la pullulation du bacille? Est-il vrai que certaines formes de l'hystérie prennent le masque, et deviennent le frein d'une tuberculose commençante? Est-il vrai enfin qu'un phtisique goutteux, hémorrhoïdaire, migraineux, cardiaque ou névropathe a plus de chance de vivre que le phtisique ordinaire?

Si oui, nous avons une preuve nouvelle et tangible que, dans l'espèce humaine, tous les individus ne sont pas égaux devant la bacillose; que s'il en est qui s'infectent et se contaminent avec une déplorable facilité, il en est d'autres qui ne sont pas ou qui sont difficilement tuberculisables. Le pourquoi, nous l'ignorons. Ni la chimie biologique, ni la bactériologie, ni la médecine expérimentale ne nous le disent. Il appartient à la médecine clinique de nous montrer le fait, et de l'enregistrer chaque jour. Et je le répète encore : pour avoir la raison, l'explication du fait, il faut s'adresser au tuberculeux *réfractaire*, à celui que j'appelle le tuberculeux *bien portant*. Lui seul peut nous donner la clef du problème toujours médité par le clinicien, et jamais résolu, à savoir pourquoi tel phtisique vit, et tel autre meurt; car lui seul porte en lui les éléments d'immunisation, qui font sa force et sa résistance.

Ces éléments de défense, il les puise à des sources multiples ; et pour les apprécier et les bien juger, il faut suivre le malade dans sa vie individuelle et dans sa vie familiale, l'étudier dans ses antécédents personnels et héréditaires ; il faut surprendre et saisir, dans l'ordre et la variation des troubles nutritifs élémentaires, certains équivalents, certains antagonismes pathologiques, seuls capables de brider et d'enrayer la tuberculose, d'en suspendre la marche tout au moins. Qui ne voit pas ces sources, qui ne tient pas compte de ces incompatibilités et de ces antagonismes, ne connaît pas le phtisique, et est incapable de lui venir en aide.

Ceci m'amène aux médications que réclame le poitrinaire.

Depuis bon nombre d'années, il n'est question, pour le phtisique, que des cures d'air, de repos et de suralimentation. Placer le malade dans les conditions les meilleures pour amener chez lui, à la seule force des agents de l'hygiène, des activités cellulaires nouvelles, qui vont limiter les atteintes du microbe, et prévenir l'infection, nous ne cherchons pas autre chose, nous n'allons pas plus loin.

J'ai trop vu les bienfaits du bon air, d'une bonne alimentation et d'une réglementation judicieuse des exercices physiques pour jamais médire d'une hygiène sévèrement contrôlée dans le traitement du poitrinaire. Mais ériger en système, en dogme thérapeutique, la fameuse triade — *repos étendu, aération continue, suralimentation* —, c'est s'endormir dans une sécurité trompeuse, c'est supprimer les difficultés d'un des problèmes les plus ardus de la thérapeutique clinique, c'est méconnaître ce qu'exige le tuberculeux : une *loi d'alternance* dans l'emploi des ressources hygiéniques et des agents médicamenteux.

Le phtisique est un *faible* et un *irritable*, auquel conviennent aujourd'hui les remèdes doux, comme dit Bordeu, et demain les remèdes forts ; aujourd'hui les stimulants et les remontants, demain les sédatifs et les calmants ; aujourd'hui la cure de protection, demain la cure d'endurcissement. Nous devrons à tel jour provoquer des réactions locales et générales, susceptibles de favoriser l'expulsion ou la réparation des tissus nécrosés ; nous devrons à tel autre jour atténuer des mouvements congestifs, combattre des poussées inflammatoires trop intenses.

Une formule univoque, fût-ce la triade si prônée, ne saurait donc convenir à notre malade. Sans nier les résultats heureux qui nous sont fournis par les statistiques recueillies dans les sanatoriums, il nous est permis de les interpréter. — Et d'abord, nous savons tous que le phtisique guérit partout et ne guérit nulle part : ce qui veut dire que, guérissant naturellement et spontanément à toutes les étapes de son mal, et dans toutes les conditions de vie sociale qu'il traverse, comme le prouvent, et les recherches déjà vieilles de Rogée et de Natalis Guillot, et les investigations récentes de M. Brouardel, il n'est le tributaire, l'obligé d'aucune médication spécifique ; qu'il fait lui-même sa guérison, et qu'il l'assure, en puisant dans l'hygiène et la thérapeutique les éléments les plus variés, qui viennent en aide à ses défenses naturelles ou qui lui en créent d'artificielles. Rien d'étonnant alors qu'il puisse guérir là où toutes les ressources de l'hygiène sont accumulées et savamment distribuées ; rien d'étonnant surtout qu'il sorte guéri du Sanatorium, s'il y est entré au titre de simple candidat à la tuberculose, ce qui est ou ce qui devrait être le cas le plus fréquent.

Si l'hygiène est, dans les maladies chroniques, le préliminaire obligé, l'adjuvant nécessaire, la base indispensable de toute bonne thérapeutique ; si, dans la tuberculose, elle peut, à elle seule, libérer certains *menacés*, certains *douteux*, la scène change, le problème se complique, quand il s'agit de traiter un tuberculeux *confirmé*. Pour ma part, j'ai toujours vu mes malades, à lésion fixe et parlante, revenir des Sanatoriums de Suisse ou d'Allemagne avec un état général excellent — augmentation de poids, meilleur équilibre circulatoire et nerveux, etc. — mais je les ai vus aussi sans changement aucun, ou sans changement appréciable, dans leur état local, dans leurs altérations pulmonaires, qui continuaient à se traduire par les mêmes signes stéthoscopiques. C'est qu'ici, la maladie n'est pas en train de se faire ; elle est faite, et chacun réagit contre elle à sa façon. Aussi ne peut-il plus être question d'hygiène ou de médication uniformes ; la variété des traitements s'impose. Nous avons à stimuler et à résoudre, à révulser et à calmer, à transformer, à cicatriser des tissus catarrhés, ramollis ou indurés, creusés ou détruits. Nous avons à soigner un organisme, à scruter ses éléments sains et malsains ; à nous rendre compte de ses défenses ; à provoquer des antagonismes salutaires ou à réveiller des servitudes bienfaisantes, afin de les opposer comme un frein aux envahissements et aux dégradations du processus spécifique. Puisque nous ne pouvons atteindre la cause virulente, nous devons nous attacher à la rendre impuissante.

Quelles vont être nos armes dans cette lutte ? Vous n'attendez pas de moi, Messieurs, que je les passe en revue. Sans craindre le plaidoyer *pro domo suâ*, je ne veux signaler que deux ou trois points de la médication hydro-minérale, de celle des Eaux-Bonnes en particulier.

Je prends le phtisique que l'on rencontre tous les jours.

Celui-ci a 20 ans. Son père est mort tuberculeux, sa mère est nerveuse et dyspeptique. Lui-même présente quelques stigmates de neurasthénie : insomnie, asthénie nervo-musculaire, dyspepsie. A son sommet gauche, dans un point très circonscrit, très limité, existent, avec de la matité, un claquement sec, comme un bruit de soupape, et quelques rares et fines crépitations, à timbre humide. Rien autre dans les poumons. Pas de fièvre.

Deux saisons sont faites aux Eaux-Bonnes. Les signes du sommet ont totalement disparu ; le malade ne tousse plus, ne crache plus depuis un an. Pour confirmer la guérison et équilibrer le système nerveux, l'hydrothérapie est conseillée ; méthodiquement dirigée, elle est très bien supportée et donne d'excellents résultats.

Celui-là a 52 ans, et depuis 12 ans porte une caverne dans son lobe supérieur gauche. Fils de goutteux, goutteux lui-même, il a vu ses accès de goutte disparaître à la suite d'une bronchite longue et tenace, qui peu à peu a désorganisé son poumon. Malgré l'étendue et la profondeur de sa lésion, malgré des hémoptysies répétées, il a conservé les apparences d'une santé parfaite. S'il ne toussait pas, s'il ne crachait pas abondamment, il ne se croirait pas malade. — Il vient chaque année aux Eaux-Bonnes depuis 15 ans. Son catarrhe, provoqué et entretenu par sa caverne, a progressivement diminué ; la goutte a reparu, l'état général est florissant.

Mais pourquoi multiplier ces exemples, qui sous une

forme schématique représentent des cas vus et vécus ?
Ces cas sont légion ; et l'observation clinique de chaque
jour prouve jusqu'à l'évidence la réalité de l'action
anti-catarrhale, immunisatrice et cicatrisante de la
cure des Eaux-Bonnes.

Qu'ai-je fait, en donnant l'Eau sulfureuse à mes malades ? J'ai provoqué dans leur poumon et dans leur
économie une stimulation bientôt suivie de réactions
salutaires. Celles-ci se traduisent : chez mon premier
malade, par la disparition des crépitations humides du
sommet, l'arrêt définitif de l'évolution caséeuse, la for-
mation probable de tissu fibreux, l'aguerrissement des
bronches, et le remontement de l'organisme ; chez le
second malade, par l'atténuation graduelle du catarrhe
et des signes cavitaires, par le rétrécissement pro-
gressif et le silence de la caverne, par le réveil des
manifestations goutteuses.

Je n'ai fait en somme que soutenir l'organisme, et
augmenter ses défenses, sans m'inquiéter de la cause
virulente.

Il est d'autres agents de l'hygiène, les climats en
particulier, d'autres médications d'ordre hydrologique
ou pharmaco-dynamique, dont le phtisique devient tributaire à son heure. Mais je serais entraîné trop loin,
s'il me fallait développer un tel sujet.

Je n'ai d'ailleurs pas la prétention d'apporter des
documents nouveaux à l'histoire de la phtisie pulmonaire. Je n'exprime, sur la prééminence de l'organisme
dans l'évolution de la tuberculose, que des idées générales, puisées dans l'étude du malade, et dont je trouve
la confirmation dans les faits observés par moi depuis
quarante ans.

DU MÊME AUTEUR

Les Bains des Eaux-Bonnes. (Extrait de l'*Union médicale*, avril et mai 1866.)

Les Effets immédiats et éloignés des Eaux-Bonnes, dans le traitement de la phtisie pulmonaire. (Extrait de la *Gazette des Hôpitaux*, mai 1868.)

De la Fièvre des phtisiques. (Extrait des *Annales de la Société d'Hydrologie médicale de Paris*, tome XV, 1869.)

De la durée du traitement thermal. (Extrait des *Annales de la Société d'Hydrologie médicale de Paris*, tome XVII, 1872.)

Note sur les sources et les établissements thermaux des Eaux-Bonnes. (Extrait des *Annales de la Société d'Hydrologie médicale de Paris*, tome XX, 1875.)

De l'action des climats d'altitude dans les affections de poitrine. (Extrait du *Bulletin général de Thérapeutique*, 30 décembre 1889.)

Les Bronchitiques goutteux aux Eaux-Bonnes. (Extrait des *Annales de la Société d'Hydrologie*, tome XXXIII, 1888.)

Comptes rendus annuels des travaux de la Société d'Hydrologie, depuis l'année 1877 jusqu'en 1896.

Considérations sur le traitement du tuberculeux pulmonaire. (Extrait de la *France médicale*, 1896.)

Tuberculose pulmonaire ou hystérie. (Extrait de la *France médicale*, n° 11, 1899.)

De la Bronchite sèche et de son traitement par les Eaux minérales. (Extrait des *Annales d'Hydrologie*, 1899.)

Paris. — Imprimerie G. Maurin, 71, rue de Rennes.